AF461070

PREUVES AUTHENTIQUES

Des Avantages qui résultent de

L'Essence ou Extrait de Malt,

COMME ON S'EN SERT DANS LA

MARINE D'ANGLETERRE,

POUR FAIRE DU

MOÛT de BIERE en MER:

CONTENANT

Quelques courts Extraits des meilleurs Ecrivains, des Journaux de Médecine tenus à bord des Vaisseaux du Roi, et des Témoignages des Chirurgiens nommés par les Seigneurs de l'Amirauté pour examiner et rapporter les Vertus qu'elle a, de Prévenir et de Guérir le Scorbut et autres Maladies putrides.

Préparée et Vendue par

HOLDSWORTH & BARNARD,

(No. 80)

EAST SMITHFIELD,

Sous l'Encouragement et la Protection des

LETTRES PATENTES de sa MAJESTÉ,

ACCORDÉES AU FEU

M. THORNTON.

LONDRES.
IMPRIME EN MDCCLXXXIII.

ON trouve aussi chez eux un Extrait similaire de MALT et de HOUBLON, pour faire de la Biere de quelque Dégré de Force que ce soit, et dans tous les Climats, avec de la LEVURE préparée de maniere à en produire la Fermentation sur Mer.

USAGE

DE

L'ESSENCE de MALT

Pour Prévenir et Guérir le

SCORBUT de MER,

ET AUTRES

MALADIES PUTRIDES.

On ne ſe propoſe point dans ce qui ſuit de communiquer quelque choſe de nouveau aux perſonnes de la Faculté, mais ſimplement de raſſembler dans un point de vue, les temoignages qu'ont déja rendu des hommes les plus diſtingués dans la médecine, de l'uſage du moût de biere* dans le ſcorbut de mer, et dans d'autres maladies d'une nature putride. On a oſé eſpérer que ce petit

* On a été obligé, dans le cours de cette traduction, de ſe ſervir tantôt de MOUT DE BIERE et tantôt de BIERE DOUCE, pour rendre la ſignification du mot Anglois WORT, afin d'éviter des répétitions trop fréquentes et conſéquemment trop déſagreables.

recit ne ſeroit pas tout-à-fait déſagréable aux perſonnes engagées dans les ſcenes actives d'une vie marine, et qui ont un intèrêt plus particulier à ſe préter au ſujet, par rapport à ſa grande importance dans le départément naval.

L'ingénieux et célébre Docteur Macbride, & après lui les plus éminens d'entre nos médecins, nos chimiſtes, nos chirurgiens, et nos philoſophes fondés ſur l'expérience, conviennent tous unanimement, que, quelle que ſoit la NATURE particuliere de cette maladie maligne, l'uſage fréquent des végétaux eſt le moyen le plus certain et le plus efficace qu'on ait juſqu'à préſent découvert pour la PRÉVENIR et la GUÉRIR. On a prouvé par une infinité d'experiences dans la marine royale, &c. que le MOUT DE BIERE frais eſt une liqueur de la même nature que le jus récent des végétaux verds, et qu'il eſt également efficace, étant doux, ſavoneux, et apéritif; que, l'orſqu'il eſt réuni avec les jus animaux, il fermente d'abord et peut produire une quantité ſuffiſante de vapeur antiſeptique, ce qui eſt le ſeul agent propre à rendre la ſanté et la vigueur à tout le ſyſtême.

Les

Les citations ſuivantes ſont tirées des Eſſais du Docteur Macbride, publiés pour la 1ere fois en 1767. Après une ſuite d'expériences et de juſtes raiſonnemens ſur les pouvoirs reſpectifs des remédes antiſeptiques, il conclut ainſi, page 160,—" Ce qui prouve preſqu'à une démonſtration le pouvoir antiſeptique des ſubſtances fermentatives, c'eſt la guériſon du Scorbut de Mer. Cette maladie, dans laquelle la maſſe entiere des fluides ſe diſſout et ſe corrompt, ne peut ſe guérir que par l'introduction d'une grande quantité de nouvel air, ce qui doit ſe faire en forme de régime; il faut le tirer des choſes qu'on peut prendre en dedans par livres et non pas par onces et par drachmes; c'eſt pourquoi les végétaux, que le malade peut prendre en plus grande quantité ſans occaſionner des envies de vomir ou d'autres incommodités, ſont les plus puiſſans antiſcorbutiques. Dans le ſcorbut, les organes digeſtifs retiennent heureuſement leur pleins pouvoirs, et ainſi peuvent convertir les ſubſtances fermentatives reçues dans le corps ſelon leur propre avantage; auſſi eſt on preſque toujours ſûr de guérir cette maladie pourvu qu'on fourniſſe en abondance les matériaux néceſſaires."

Page

Page 162,—" Comme la guérifon du fcorbut paroît donc tant dépendre des qualités fermentatives dans les remedes dont on fait ufage, il n'eft pas impoffible de découvrir d'autres chofes, qui, auffi bien que les végétaux parfaitements frais, puiffent remplir ce projèt falutaire."

" J' imagine avoir découvert une telle fubftance ; il eft vrai que je n'ai pas eu occafion d'en faire épreuve,* mais comme je fuis très perfuadé qu'on la trouvera d'un grand fervice, non feulement dans le fcorbut, mais même dans d'autres maladies putrides, fur mer, où on ne peut avoir de végétaux frais, Je ne puis me difpenfer de hazarder une propofition, pour effayer de nouvelles méthodes de prévenir, et peut-être de guérir ces maladies funeftes, qui naiffent de la putréfaction, dans des circonftances où les pauvres malades font dépourvus de toute efpéce de fecours."

Page 169,—" En conféquence de cette perfuafion, j'ai cru que comme il y a des fubftances végétables, qui, bien qu'elle ne foient pas fraiches, peuvent cependant caufer la

* Ceci fut écrit en 1764.

fermen-

fermentation, tel eſt en particulier le MALT ORDINAIRE, qui, à le prendre comme médecine, produiroit vraiſemblablement des effets de même nature que ceux produits par des végétaux verds, et par conſéquent guériroit le Scorbut; et comme le MALT ſe garde fort longtemps, on pourroit en porter ſur mer, afin de s'en ſervir pour faire du MOUT DE BIERE dans l'occaſion où il ſeroit néceſſaire, et avoir ainſi un reméde toujours prêt à oppoſer à cette maladie funeſte. Plus j'y ai penſé, plus j'ai été convaincu de la probabilité du ſuccès." Auſſi le Docteur avoit-il grande envie de le mettre à une juſte épreuve.

Les extraits ſuivans ſont ſimplement tirés des recits de voyages faits ſur des vaiſſeaux du roi, ou dans des parages où l'on a mis le moût de biere à une épreuve impartiale; et le rèſultat en a été rapporté avec toute la candeur et toute la fidélité poſſible par des perſonnes, dont les noms feront toujours honneur à leur profeſſion.

Après avoir pluſieurs fois, mais en vain, taché d'obtenir qu'on mît à une épreuve candide l'efficace du moût de biere ſur des malades ſcorbutiques dans les hopitaux royaux

et

et dans la marine, le MALT fut enfin admis dans le vaiſſeau du roi le Jaſon, commandé par le Capitaine Jean Macbride, dans le voyage qu'il fit à l'Iſle Malouine, qui commença en Octobre 1765, et finit au mois de Mars 1767. M. Alexandre Young, chirurgien du dit vaiſſeau remarque dans ſon journal, qu'on ne perdit que trois hommes pendant ce voyage, et qu'aucun des trois n'avoit le moindre ſymptôme ſcorbutique. Avant que de parler de l'uſage du moût de biere, M. Young obſerve, " Que les matelots en général ont tant de répugnance pour tout ce qui a l'air d'épreuve, qu'il lui eût été impoſſible de perſuader à l'équipage de prendre le moût de biere, s'ils n'euſſent vu les officiers en boire ſouvent ſans la moindre incommodité par maniere d'antidote." Le Capitaine Cook et d'autres commandans ont fait la même plainte, et il eſt à craindre qu'elle ne ſoit toujours que trop fondée.

Extraits du Journal de M. YOUNG.

" Dans les quatre cas ſuivans, les malades n'ont eu aucun ſecours d'un regime de végétaux frais. — Les quatre ont commencé le moût tout à la fois. — On en faiſoit tous les jours de frais en proportion de trois meſures d'eau bouillante à une meſure de malt moulu; on le couvroit juſqu'à ce qu'il fût froid, et puis on le paſſoit." —— " Guillaume Lardner, agé de 29 ans, ci devant d'une bonne conſtitution ſe plaint d'une grande laſſitude: il a le viſage pale et jaunâtre, les gencives un peu enflées et ſpongieuſes, l'haleine déſagréable, les jambes lui enflent et montrent la marque du doigt l'orſqu'on les preſſe; elles ſont couvertes de taches bleues de différentes grandeurs ſemblables à des contuſions, avec deux ulcéres qui jettent une ſanie claire et mèlée de ſang, elles paroiſſent noires et comme mortifiées; elles ſont plus enflées vers le ſoir qu'au matin; il eſt généralement conſtippé; il a bon appétit et le pouls aſſez régulier. — Fevrier le 1er, je lui ai donné une demi-pinte* de moût le matin et le ſoir. — Le 3,

* Meſure d'Angleterre qui revient à peu près au demi-ſetier de Paris.

Une pinte* le matin et une demi-pinte le ſoir. — Le 7, Je lui en ai donné une pinte le matin et le ſoir. — Le 8, Le moût le purgea hier au ſoir, mais il en a pris la même quantité aujourd'hui ſans produire le même effet. Il ſe trouve un peu mieux. — Le 12, Je lui en ai donné une pinte le matin, une autre à midi, et une troiſiême le ſoir. — Le 20, Il a meilleure mine, il n'a plus les jambes ſi enflées, les ulceres paroiſſent diſpoſés à guérir, n'ayant plus cette apparence noire et mêlée de ſang. Je lui ai donné une quarte † de moût le matin, une pinte à midi, et une autre le ſoir. — Le 28, Il ſe trouve beaucoup mieux, les ulcéres étant preſque guéris, et l'enflure diſparue, excepté un peu vers le ſoir, la peau de ſes jambes commence à peler. Je lui ai fait prendre une quarte de moût le matin, une autre à midi, et une autre le ſoir. — Le 6 Mars, Il n'a plus aucun mal, et retourne à ſes fonctions, mais il continue encore à prendre le moût, dont je vais diminuer la quantité peu à peu, juſqu'à ce qu'il le quitte tout à fait.

« Jean Carrol, agé de 35 ans, ci devant en bonne ſanté, eſt attaqué depuis ſon depart d'An-

* Chopine de France.

† A peu près une pinte de Paris.

d'Angleterre, d'une maladie vénérienne qui a éludé la force de toutes les médecines qu'on lui a données, ce qui a été peut-être occasionné autant par sa négligence et son intempérance que par la disposition scorbutique du corps qu'il a contractée pendant l'hiver; mais il commençoit à se porter mieux à force de boire du moût, de manger du celeri sauvage et d'user d'exercise sur terre: Il avoit alors les gras des jambes tout à fait durcis et noirs.—Fevrier le 1er, Il a maintenant plusieurs ulceres aux jambes et aux bras, qui sont très dégoûtans, une enflure grosse et dure sur la joûe, les testicules enflées dures et tout insensibles; ses gencives sont pourries, noires et saignent fréquemment; son haleine sent très mauvais; il est fort amaigri et près de tomber en défaillance à chaque pas qu'il fait; il est très abattu, n'a point d'appetit et presque plus de pouls. J'ai pansé ses ulceres à sec. Je lui ai donné une demi-pinte de moût le matin qui a produit aussitôt plusieurs selles, avec des pamoisons, qui cessérent pourtant bientôt, en lui faisant prendre quelques doses de l'electuaire escordis dissous dans de l'eau de canelle avec du vin brulé. Je lui ai aussi donné vingt gouttes de l'elixir acide de vitriol dans son moût, et trois fois par jour un verre de vin amer, fait de la maniere ſuivante.

R. Cort. Peruvian. craſſe pulv. uncias duas—
Limonum ſecunciam vini Madeirens. lib. duas. M.

Le 3,—Il ſe porte mieux; Je lui ai donné une demi-pinte de moût deux fois par jour. —Le 10, Il ſe trouve plus fort, et n'eſt pas ſi ſujet à s'evanouir. L'enflure qu'il a à la joue paroit rouge et enflammée. J'y ai appliqué un cataplaſme d'avoine concaſſée avec un peu d'huile.—Le 20, Il a plus de force, et meilleur appètit; les ulcères ont meilleure apparence; la tumeur qu'il a à la joue s'eſt ouverte d'elle même; il n'en eſt ſorti qu'une petite quantité de matiere, noirâtre et très déſagreable. Je lui ai donné une pinte de moût deux fois par jour.—Mars le 1er, Il continue à ſe rétablir; l'enflure qu'il avoit à la joue eſt changée en un ulcere auſſi mauvais que les autres. Je lui ai donné trois pintes de moût par jour.—Le 10, Il a preſque recouvré toute ſa force; mange de bon appètit. Les ulcères commencent à jetter un pus plus épais, et n'ont pas ſi mauvaiſe apparence.—Le 16, Il ſe rétablit de jour en jour. Je lui ai donné deux quartes de moût par jour.—Le 20, Nous ſommes arrivés dans les dunes, il a bien meilleure

mine

mine et paroît avoir recouvré ſa ſanté en général."

" Guillaume Rogers, ſoldat de marine, agé de 24 ans, d'une conſtitution foible et maigre, a été maladif tout l'hiver. — Fevrier le 1er, Il ſe plaint d'une grande foibleſſe ſes genoux ſont enflés, et lui cauſent de grandes douleurs, il a les jambes tellement retirées qu'il ne peut les étendre, ſans ſouffrir beaucoup ; ſon viſage eſt d'une couleur ſombre et jaunâtre ; il eſt tout amaigri, il n'a preſque que la peu et les os ; ſon pouls eſt profond et un peu vif, il eſt généralement laxatif. Je lui ai fait fomenter les genoux deux fois par jour avec la fomentation ordinaire, à quoi j'ai ajouté une huitiême partie de vinaigre, les lui faiſant auſſi frotter avec un liniment camphré. Il prend auſſi le vin amer, et une demi-pinte de moût deux fois par jour. — Le 6, Je lui en ai donné une demi-pinte trois fois par jour. — Le 10, Une pinte deux fois par jour. — Le 11, Le moût le purgea hier au ſoir, mais diſcontinua dès qu'il eut pris vingt goutes de tinctura thebaica dans deux cuillerées d'eau de canelle. — Le 12, Je lui ai donné une demi-pinte de moût trois fois par jour. — Le 18, Il ſe porte beaucoup mieux, peut étendre les jambes et aſſez bien marcher.

Je

Je lui en ai donné deux pintes et demi par jour. — Le 26, Il continue à ſe rétablir. Je lui en ai fait prendre une pinte trois fois par jour. — Le 9 Mars, Il ſe trouve maintenant aſſez bien, et eſt rétourné à ſon devoir, mais il prend toujours le moût quoiqu' en plus petite quantité."

" Guillaume Waters, agé de 36 ans, fort et ci devant en très bonne ſanté, a été attaqué de douleurs ſcorbutiques pendant tout l'hiver. — Le 1er Fevrier, Il ſe trouve très foible, ſon embonpoint eſt diminué, et il a des ulcères aux jambes ; j'y ai appliqué un panſement ſec, et lui ai fait prendre trois demi-pintes de moût par jour. — Le 6, Je lui en ai donné une pinte trois fois par jour. — Le 10, Deux quartes par jour. — Le 20, Trois quartes par jour. — Le 10 Mars, Les ulceres ſont guéris, il ne reſſent plus de douleurs, eſt fort engraiſſé et a très bonne mine."

Ici finit le journal de M. Young, Chirurgien du vaiſſeau de ſa Majeſté le Jaſon.

Le Capitaine Cook, ce navigateur des plus experimentés et des plus humains, fut celui qui pour ainſi dire, à la face de tout l'univers

vers maritime fit enſuite une épreuve candide du moût de biere, dans ſon ſecond voyage autour du monde, ſur le vaiſſeau de ſa majeſté la Réſolution, qu'il entreprit en 1772, et qui dura trois ans et dix huit jours, ſans perdre un ſeul homme par le ſcorbut, ni même ſans aucun exemple de cette maladie parvenue a un degré ſemblable aux cas que l'on rapporte dans le journal précédent, ce qui fut ſans doute principalement du au moût dont on commença à faire uſage de bonne heure par maniere de préſervatif. Les extraits qui ſuivent ſont les expreſſions mêmes du Capitaine Cook, et de ſon excellent chirurgien M. Patten.

Voyage de Cook, tome 1er, page 6ème.— " Je fis alors trois poinçons de biere du jus epaiſſi de malt.—Par la chaleur du temps et l'agitation du vaiſſeau, tant celle faite de houblon que celle faite ſans houblon étoient l'une et lautre dans le plus haut état de fermentation, et avoient juſques là eludé quelques efforts que nous fiſſions pour l'arrêter. S'il étoit poſſible d'empêcher ce jus de fermenter, ce ſeroit aſſurément un article très eſtimable ſur mer."*

* L'eſſence de malt dont on fait uſage maintenant n'eſt point du tout ſujette a cette incommodité.

Page

Page 29. — " Quelques uns de nos gens commençant à avoir des ſymptomes de ſcorbut, les chirurgiens jugérent à propos de leur faire prendre chaque jour du moût frais fait du malt que nous avions à notre bord pour cet effet. Un homme en particulier étoit très ſcorbutique, quoiqu'il prît depuis quelque temps le rob de citrons et d'oranges ſans en être ſoulagé."

Page 68.—Le 26 Mai, 1773. " Après avoir été en mer cent dix-ſept jours, pendant leſquels nous avions fait trois mille ſix cens ſoixante lieues ſans avoir vu la terre du tout, après avoir été ſi longtemps en mer, dans une latitude très méridionale, on pourroit avec raiſon s'imaginer que pluſieurs de mes gens devoient être malades du ſcorbut. Cependant tout le contraire arriva. On a dejà dit ci devant qu'on donnoit du moût frais à tous ceux qui étoient ſcorbutiques. Ceci reuſſit ſi bien que nous n'avions ſur le vaiſſeau qu'un ſeul homme qu'on pouvoit dire être réellement attaqué de ce mal, dont la cauſe principale provenoit d'une mauvaiſe conſtitution et d'une complication d'autres maladies. Nous n'imputâmes pas le bon état de la ſanté de l'équipage en général à l'uſage du moût frais ſeulement,

ſeulement, mais à ce qu'on aéroit ſouvent et qu'on adouciſſoit le vaiſſeau par des feux, &c.* il faut auſſi convenir que le bouillon portatif et le ſour krout y contribuerent en parti."

Page 173.—" J'envoyai à bord du vaiſſeau l'Aventure demander des nouvelles de l'état de ſon équipage, on me fit ſavoir qu'ils étoient très malades, ce qui ne ſe trouva que trop vrai. Le cuiſinier étoit mort et environ vingt de ſes meilleurs matelots etoient attaqués du ſcorbut et du flux. Nous n'avions alors DE NOTRE COTÉ que trois hommes ſur la liſte des malades, un ſeul d'entre eux étoit attaqué du ſcorbut. Pluſieurs autres commencérent toutefois à en découvrir des ſymptômes, on les mit auſſitôt à l'uſage du moût, de la marmelade de carottes et du rob de citrons et d'oranges. Je crois qu'il n'y avoit guéres d'hommes dans le vaiſſeau qui n'attribuaſſent notre éxemption du ſcorbut à

* On peut ici remarquer, qu'on ne négligea point en fait de propreté le Centurion, vaiſſeau commandé par le Chef d'Eſcarde Anſon, et cependant on ſait par-tout quels furent les funéſtes effets du ſcorbut ſur ſon équipage dans ce voyage,

la biere et aux végétaux dont nous avions fait usage à la Nouvelle Zélande."

Page 152. — "Quand nous relachâmes ici (à Otaheite) la Resolution n'avoit à bord qu'un homme scorbutique, et un soldat de marine qui étoit malade depuis longtemps et qui mourut dès le second jour de notre arrivée d'une complication de maladies, sans la moindre apparence de scorbut."

Page 305. — "Aprés avoir été en mer dix-neuf semaines, n'ayant pendant tout ce temps là que des provisions salées, nous devions avoir besoin de quelques rafraichissemens, quoique j'avoue avec bien du plaisir, qu'à notre arrivée ici, (aux Iles Marquises) à peine pouvions-nous dire avoir un seul malade et fort peu d'indisposés. Ce qu'on doit, sans doute, attribuer à la quantité d'articles antiscorbutiques que nous avions à notre bord, et à la grande attention du chirurgien, qui avoit un soin particulier de les appliquer à propos."

A la fin du tome 2d. il dit, — "Ayant été absent d'Angleterre trois ans et dix-huit jours, pendant lesquels, et sous tous les change-

changemens de climat, de cent dix-huit hommes d'équipage que j'avois à mon bord je n'en ai perdu que quatre, un ſeul deſquels eſt mort de maladie. On ne trouvera peut-être pas mauvais que je raconte en détail, à la conclusion de ce journal les diverſes cauſes qui, avec les ſoins de la Providence, ont produit à ce que je m'imagine la bonne ſanté qu'ont eprouvé mes gens. L'Amirauté eut une attention extraordinaire à faire mettre à bord du vaiſſeau tous les articles que l'expérience ou la perſuaſion faiſoient regarder comme néceſſaires à preſerver la ſanté de l'équipage."

" On nous fournit quantité de malt, dont on faiſoit du MOUT FRAIS; on en donnoit à tous ceux qui découvroient les moindres ſymptomes de ſcorbut, ainſi qu'à ceux qu'on croyoit menacés de ce mal, en proportion d'une, de deux et de trois pintes à chacun par jour, ou en auſſi grande quantité que le chirurgien jugeoit à propos, ce qui montoit quelquefois juſqu'à trois quartes. C'eſt ſans doute une des meilleures médecines de mer antiſcorbutiques qu'on ait juſques à préſent decouvertes, et ſi l'on s'en ſert à propos, en faiſant attention à d'autres choſes, je ſuis convaincu qu'elle arrêtera longtemps les progrès du ſcorbut. Mais je ne ſuis pas entierement d'avis qu'elle puiſſe le guérir en mer." *

M. le Chevalier Pringle, dans un diſcours ſur quelques ouvrages récens des moyens de preſerver la ſanté des marins, prononcé à l'aſſemblée anniverſaire de la Société Royale, le 30 Novembre, 1776, parlant beaucoup de la bonne et rare ſanté dont jouit l'équipage du Capitaine Cook dans un voyage ſi long, dit "Il ne ſe préſente ici (dans la narration du Capitaine Cook) aucune vaine parade de l'empirique ou de l'ingénieux, ni aucune theorie illuſoire du dogmatiſte, mais c'eſt un recit concis, naif et inconteſtable des moyens par leſquels, avec la protection Divine, le Capitaine Cook a fait un voyage de trois ans et dix-huit jours, dans tous les climats, depuis les cinquante deux dégrés de latitude ſeptentrionale, juſqu'aux ſoixante et onze de latitude méridionale, avec la perte d'un ſeul homme qui mourut de maladie, et cela ſans le moindre ſymptome du ſcorbut de mer. M. le Chevalier Pringle oppoſe à ceci l'ex-

* Il paroit cependant par le precédént journal de médecine de M. Young à bord du Jaſon, que le ſcorbut a été guéri en mer à force de prendre le moût.

pedition

pédition du Chef d'Efcadre Anfon, dont il parle en ces termes, " On fait très bien que fort peu de temps après avoir paffé le détroit du Maire, le fcorbut fe découvrit dans fon efcadre; que le Centurion n'avoit encore fait que très peu de chemin dans la mer du fud, lorfque quarante fept de fes hommes moururent de cette maladie, et qu'il n'en reftoit guéres qui n'en fuffent en quelque forte attaqués, quoi qu'il n'y eût pas alors huit mois qu'ils fuffent partis d'Angleterre. Qu'au neuvième mois, lorfqu'on tiroit vers l'Ile Juan Fernandès, le Centurion en perdit le double, et que la mortalité faifoit un fi grand progrès dans ce vaiffeau, qu'avant d'y arriver, il y en avoit eu deux cens d'enfevelis, et qu'enfin il ne reftoit de tant de matelots que fix hommes dans chaque quart en état de remplir leur devoir. Tel fut le fort d'un des trois vaiffeaux qui touchérent à cette ifle; les deux autres fouffrirent en proportion. La tragèdie ne finit pas ici; car après quelques mois de retâche, la même funefte maladie recommença, et fit tant de ravage, qu'avant que le Centurion (qui contenoit alors tout l'équipage furvivant des trois vaiffeaux) eût gagné l'Ile de Tinien, il mourroit quelque fois huit ou dix hommes par jour, de forte que lorfqu'il n'y avoit encore que deux ans qu'ils qu'ils étoient en voyage, ils avoient déjà perdu en proportion plus de quatre hommes sur cinq de leur nombre original, et selon l'historien, ils moururent tous du scorbut, après leur entrée dans la mer du sud. Il paroît neanmoins qu'on ne négligea rien de tout ce qui se connoissoit et se pratiquoit alors dans la marine pour conserver la santé des matelots."

Le Capitaine Cook commence sa liste de munitions par le MALT, dont, dit-il, on faisoit de la BIERE DOUCE, *qu'on donnoit non seulement à ceux qui avoient des symptômes manifestes du scorbut, mais aussi à ceux qu'on y croyoit le plus sujets.* Le Docteur Macbride, qui le premier suggéra cette preparation, a été conduit, dit-il, à la découverte par quelques expériences qu'on avoit présentées à la Société Royale, par lesquelles il paroissoit que l'air produit par la fermentation alimentaire avoit l'efficace de corriger la putréfaction. Il a confirmé ce fait par une infinité d'épreuves, et trouvant que ce fluide étoit de l'air fixe, il conclut avec raison que quelque substance que ce fût propre à la nourriture qui en abondât, et qu'on pût aisement porter en mer, feroit une des meilleures denrées contre

contre le ſcorbut, qu'il conſidéroit alors comme une maladie putride, et que, comme telle on pourroit la prévenir et la guérir par cette eſpece puiſſante d'Antiſeptique. Par exemple, on a toujours regardé la biere comme un des meilleurs Antiſcorbutiques; mais comme elle tire tout ſon air fixe du malt dont on la fait, il conclut, que le malt même étoit préférable dans de longs voyages, puis qu'il tenoit moins de place que la liqueur braſſée, et ſe garderoit beaucoup plus longtemps. L'expérience a depuis vérifié cette théorie ingénieuſe, et le malt eſt maintenant en ſi grande réputation dans la marine, qu'il ne falloit qu'un voyage auſſi long, auſſi ſain et auſſi célébre que celui ci pour le faire mettre au nombre des articles de proviſions les plus indiſpenſables. Car quoique le Capitaine Cook remarque qu'on doive y joindre une exacte attention à d'autres choſes, et qu'il ne ſoit pas entierement d'avis que le moût puiſſe guérir en mer le ſcorbut dans un état avancé, cependant il eſt perſuadé qu'il ſuffit pour arrêter longtemps les progrès de cette maladie, et par cette raiſon il n'héſite pas de le prononcer une des meilleures médecines antiſcorbutiques qu'on ait encore découvertes.

M. Patten,

M. Patten, Chirurgien de la Resolution, confirme cette vérité dans son journal de médecine de ce voyage de la maniere suivante. " J'ai trouvé le moût du plus grand service dans tous les cas scorbutiques pendant le voyage. Comme plusieurs en prirent par maniere d'antidote, il ne se trouva que très peu de cas où l'on en fit une juste épreuve ; mais je me flatte que ceux-ci suffiront pour convaincre toute personne impartiale que c'est le meilleur remède qu'on ait encore découvert pour la guérison du scorbut de mer ; et je suis trés persuadé d'après ce que j'ai vu effectuer par le moût de biere, et d'après sa maniere d'opérer, que si on y ajoute des bouillons portatifs, du sour krout, du sucre, &c. le scorbut, cette peste maritime ne portera jamais l'alarme, ou du moins ce ne sera que rarement, parmi l'équipage d'un vaisseau dans le plus long voyage, si l'on veille en même temps avec une attention particuliere à tout ce qui regarde la propreté et les vivres." " Le Capitaine Cook m'a dit (au Chevalier Pringle) que le malt se garda assez bien pendant les deux premieres années ; qu'à la troisième ayant beaucoup perdu de son goût, il doutoit qu'il retînt aucune de ses vertus. M. Patten a pourtant remarqué que, quoique

quoique le malt commencât alors à ſe gater, il l'avoit cependant trouvé d'uſage, qu nd il en prenoit une plus grande quantité pour faire l'infuſion."

REMARQUES

Sur les JOURNAUX précédens.

COMME ces récits établiſſent ſans contredit, que la biere douce faite de malt eſt un antiſeptique des plus puiſſans et comme tel, propre à prévenir et à guérir le ſcorbut de mer; il ne reſte qu'à démontrer par de ſemblables témoignages de l'expérience que l'extrait de malt dont on fait uſage dans la marine royale peut également produire le même effet important, tandis qu'il obvie à toutes les incommodités qui ſont attachées au jus épaiſſi ou au malt même, qu'on a fourni au Capitaine Cook.

On n'a pu longtemps, dans un climat chaud, empêcher, à ce que remarque le Capitaine Cook, que le jus épaiſſi n'en vînt à la fermentation et par conſéquent qu'il ne ſe gatât;

D et

et quoîque le malt même se gardât plus long-temps, cependant avant la fin du voyage, il avoit beaucoup perdu de sa qualité, et il en falloit une plus grande proportion pour en faire du moût d'aucune force. On peut ajouter à ceci la difficulté de le garantir des rats, la place qu'éxige une quantité suffisante à l'équipage d'un grand vaisseau avec les utensiles nécessaires, les différens vases, &c. qui doivent servir à faire l'infusion et cela dans quelque temps qu'il fasse. Toutes ces incommodités pourroient décourager l'usage du moût de biere comme un breuvage ordinaire dans la marine.

Animé par de telles considérations, et désireux de servir le genre humain, feu M. Thornton essaya d'amèliorer et de perfectioner l'idée du Docteur Macbride, en concentrant les vertus du malt dans une substance dure et solide, lui faisant prendre beaucoup moins de place que le malt, et qui, cependant ne pourroit être endommagée ni par la longueur du temps ni dans quelque climat que ce fût; mais qu'au contraire on pourroit en faire de la biere douce en aucune quantité et dans trés peu de minutes, en la liquéfiant avec de l'eau chaude seulement.

Quand

Quand M. Thornton fut pleinement convaincu qu'il avoit reuſſi dans ſon entrepriſe, et que par une préparation nouvelle et juſte, il avoit produit un extrait pur, contenant toutes les qualités vegetables du malt, il fit paſſer au Docteur Macbride deux petites caques, l'une de malt et de houblon, l'autre de malt ſeulement, le priant de vouloir bien en éxaminer le contenu et en faire part à ſes amis de la faculté à Dublin.

M. Crawford, Chirugien à Londres, fut celui qui ecrivit la premiere lettre au Docteur Macbride, lui donnant avis des deux caques d'Eſſence.

Voici la réponſe du Docteur Macbride, datée Dublin, le 29 Avril, 1778.

" Je reçus dernierement les deux caques d'Eſſence. Ayant à préſent bien des affaires ſur les bras. Je les ai remiſes à mon ami le Docteur Patten (chirurgien du vaiſſeau du Capitaine Cook pendant le dernier voyage) et il a fait épreuve tant de celle avec le houblon que de celle de malt ſeulement. Le ſimple Extrait de Malt répond à tout ce que vous en avez dit, et fait de la biere douce, excellente, parfaitement agreable au goût, et d'une douceur tout approchant de celle du ſucre, elle n'a même rien de fumeux ni de brulé, à quoi je m'attendois, comme tous les extraits qu'on a faits juſqu'ici ſont ſi ſujets à être brulés. Enfin, j'en ai été agreablement ſurpris et charmé, ainſi que le Docteur Patten, qui dit qu'une liquéfaction de cet Extrait de deux onces ſeulement à une quarte d'eau, fait de la biere douce auſſi forte qu'aucune qu'il ait jamais préparée dans le voyage où on l'a trouvée d'une ſi grande utilité. Je ſuis d'avis que l'inventeur de cette méthode de préparer des extraits d'une telle pureté et ſi exempts d'empyreume, mérite tout l'encouragement poſſible, et je ſouhaite très ſincérement qu'il reuſſiſſe. Quant à la biere de l'eſſence de malt et de houblon, quoique nous l'ayons faite, elle n'eſt pourtant pas encore propre à boire, bien que par le goût qu'elle a pendant la fermentation, je ne doute pas qu'elle ne ſoit très bonne. Je dinai hier avec quelques-uns des principaux de la faculté, et je fis diſſoudre quelques morceaux du ſimple extrait devant eux. Ils furent tous charmés de la biere douce qu'il fit, et le Docteur Hutcheſon, maintenant Préſident de notre College de Médecins, promit d'écrire à ce ſujet à M. le

M. le Commiſſaire Bate. Ils m'ont auſſi autoriſé de vous prié d'envoyer une demi-douzaine de caques du ſimple Extrait, ayant deſſein d'introduire la biere douce dans les hopitaux, ou peut-être dans la pratique particuliére."

Du même, le 6 Mai, 1778.

" J'ai reſſenti un vrai plaiſir de pouvoir tant dire en faveur de l'Eſſence de Malt, et je ne puis voir pourquoi elle ne devroit pas produire tous les bons effets que l'on a éprouvés dans l'uſage de l'infuſion fraiche. La ſeule choſe à craindre, c'eſt que lorſque cet Extrait ſera introduit dans la pratique ordinaire, ceux que le préparent ne ſoient tentés d'uſer de négligence ou de mauvaiſe foi."

Du même à M. Thornton, Dublin, le 4 Juillet, 1778.

" Je n'ai dit dans mes lettres à M. Crawford que ce que j'ai cru que méritoit votre méthode de preparer les extraits, et ſi vous croyez pouvoir tirer quelque avantage de mon nom, vous pouvez librement vous en ſervir. Quant à l'Extrait de Malt, je ne

doute

doute pas qu'il ne ſe garde auſſi longtemps qu'on puiſſe jamais l'éxiger. — J'ai fait faire deux ſortes de biere, l'une en proportion de deux livres d'Extrait à douze quartes d'eau, et l'autre de quatre livres d'Extrait à la même quantité d'eau. La plus foible s'eſt trouvé très bonne, et fait un breuvage agreable. Je l'ai fait mettre en bouteilles, pour éprouver pendant combien de temps on peut la garder. Quant à celle qui eſt forte, je ne l'ai pas encore goutée depuis que je la fis bondonner après que la fermentation eût ceſſé ; je me propoſe de n'y toucher de trois mois à compter du jour qu'elle a été faite."

Du Docteur Hutcheſon, à M. J. Bate, Ecuyer.

« M. le Docteur Macbride me fit voir il y a quelque temps, un eſſai de l'Extrait de Malt préparé par M. Thornton. L'excellente méthode de la préparation me ſurprit de même que toutes les perſonnes qui le virent. Nous en goutâmes liquéfié, et en fîmes auſſi fermenter, dont nous fîmes de la biere. Comme je ſuis pleinement convaincu que le moût de biere l'emporte ſur toute autre ſubſtance portative qu'on ait encore découverte, tant comme antidote contre le ſcorbut

ſcorbut de mer, que comme médecine pour la guériſon de cette maladie, je ſuis d'opinion que la préparation de M. Thornton eſt très éſtimable, et qu'il eſt tout-à-fait digne de l'encouragement public. M. le Docteur Macbride m'a prié de vous écrire quelques lignes à ce ſujet, croyant qu'il ſeroit à propos que ſes ſentimens fuſſent confirmés par d'autres. Les plus éminentes perſonnes de notre profeſſion l'ont vu et éxaminé ainſi que nous l'avons fait, et ils ſont tous du même avis que nous là deſſus."

Dans une autre lettre au même, datée Dublin, le 30 Juillet, 1778, il dit,

" M. Thornton eſt en pleine liberté de ſe ſervir de mon nom, s'il croit qu'il puiſſe lui être utile. Il me ſemble que tout homme de ſcience doit ſentir un vrai plaiſir à avancer une découverte ſi précieuſe et ſi importante."

En conſéquence de l'approbation donnée par les ſuſdites perſonnes, ainſi que par quelques autres de la plus grande éminence dans la profeſſion médicale, l'Eſſence de Malt fut introduite dans la marine, avec des ordres ponctuels de la part des Seigneurs de l'Amirauté

rauté aux chirurgiens des différens vaiſſeaux de la mettre à une juſte épreuve, et de leur en rapporter le réſultat.

M. Herbert Sawyer, Ecuyer, Commandant du vaiſſeau de ſa Majeſté le Boyne, témoigna la parfaite ſatisfaction qu'il avoit de l'Eſſence, en tranſmettant les deux lettres ſuivantes aux Seigneurs Commiſſaires de l'Amirauté, et en renvoyant, en même temps les honorables Commiſſaires pour avitailler les vaiſſeaux de ſa Majeſté aux mêmes lettres qui contiennent un précis éxact des expériences faites par leur ordre.

A bord du Boine, en mer, le 5 Juin, 1779.

« Quant à l'Eſſence de Malt, pour ce qui regarde les cas de médecine, je vous renvoye aux copies des deux lettres tranſmiſes aux Seigneurs Commiſſaires de l'Amirauté, de la part des chirurgiens du Prince de Galles et du Boine."

Copie d'une lettre de M. Jean Fidge, chirurgien du Prince de Galles,

Ste Lucie, le 11 Avril, 1779.

« Monſieur,

Les grands avantages que j'ai vu réſulter de l'uſage de la biere douce faite de l'Extrait de de Malt, me portent à en faire l'éloge, et à la recommander non ſeulement comme étant particuliérement propre à la guériſon des cas ſcorbutiques, mais auſſi de la plus grande utilité dans preſque tout état convaleſcent en mer, où l'on ne peut procurer aucun jus de végétaux frais. Bientôt après que vous eûtes la bonté de m'en remettre pour en faire épreuve, le peu de ſcorbutiques que nous avions à bord du Prince de Galles ſe rétablirent promptement. Comme il y avoit alors dans notre vaiſſeau pluſieurs de nos gens qui rélevoient de différentes maladies, je m'aviſai (puiſque j'en prenois moi-même depuis quelque temps aſſez librement) de le preſcrire tant aux malades du reſſort de la médecine, que de la chirurgie. Il ne m'a reſté aucun doute ſur la préférence qu'il falloit lui donner à des liqueurs ſpiritueuſes quoique mêleés avec de l'eau : en effet, un moment de réflexion ſur la nature de la nourriture ordinaire des matelots, ſuffit pour en prendre le parti. J'ai trouvé que le ſuccès a répondu à mon attente. Les bleſſures et les ulcéres ont très bien guéri, et les malades en général y ont gagné un breuvage agreable au goût, medicinal et nutritif. Sa premiere opération fut de lacher modérément le ventre

 ce

cè qui eſt toujours ſalutaire ici, et par cette raiſon, elle tint lieu en pluſieurs cas de médecines dégoutantes, d'ailleurs peut-être indiſpenſables, qui s'accordent mal avec un eſtomac dejà affoibli, et à peine capable de ſupporter de la nouriture. La conſtipation dans les marins eſt bien ſouvent le fondement et en général l'avant-coureur de preſque toutes les maladies aux quelles ils ſont ſujets, particulierement du ſcorbut qui eſt leur plus funeſte ennemi. Or il eſt donc clair que le moût de biere pris de bonne heure préviendra et diminuera la violence de cette maladie, et ſi les circonſtances où ſe trouvent les malades, ne ſont pas extrêmement déſavantageuſes, je ſuis très perſuadé qu'il les guérira complétement. Dans les cas où il manquera, j'ai lieu de croire, (après une expérience de plus de vingt ans, pendant leſquels je me ſuis appliqué immédiatement à l'étude des maladies des matelots) que la caiſſe de médecines de la marine ne pourra y apporter aucun ſecours. Dans les attaques bilieuſes particulieres aux Indes Occidentales, et qui ne ſont pas les moindres entre les maladies, étant très opiniâtres et généralement précédeés de conſtipation et donnent avis de loin,

le

le moût de biere pris librement produit des effets admirables.

" Dans le flux produit par une obſtruction de tranſpiration, par l'uſage de mauvaiſe eau, et plus communément par des liqueurs brulantes, il faut en effectuer la guériſon en donnant d'abord des médecines laxatives pour déloger et emporter la matiere aigre qui irrite et ronge les inteſtins, cauſant les plus horribles douleurs. Dans le premier étage de cette maladie, le moût eſt d'un ſecours admirable, lubrifiant et défendant dans ſon paſſage les cotès frayés du canal des inteſtins. Je pourrois m'étendre beaucoup plus ſur ſes vertus, ſi je ne craignois de vous occuper trop longtemps. Je le regarde en effet comme la PANACÈE DES MATELOTS, et je ſouhaiterois bien qu'on l'introduisît non ſeulement comme médecine, mais encore qu'on le donnât journellement à ceux qui quoiqu'en ſanté préféreroirent un breuvage auſſi ſalutaire. J'ai toujours ajouté de la caſſonane à l'infuſion en proportion d'une livre à douze quartes; ceci lui donne de la vivacité et la rend plus agreable au goût, entrant d'ailleurs dans toutes les intentions du moût. Avec cette addition,

 il

il approche le plus près poſſible de celui fait de malt frais

Je ſuis, &c.

JEAN FIDGE."

A M. Herbert Sawyer, Ecuyer, Commandant du vaiſſeau de ſa Majeſté le Boine.

[Copie authentique, J. Watts.]

Copie d'une lettre de M. J. Sprunt, Chirurgien du Boine.

Ste Lucie, le 18 Mai, 1779.

" Monſieur,

" Depuis l'inſtant où l'on mit à bord de ce vaiſſeau l'Eſſence de Malt pour que vous fiſſiez épreuve de ſon efficace dans le ſcorbut, il s'eſt préſenté près de trente exemples de cette maladie, dont la plûpart etoient accompagnés de gencives ſpongieuſes et livides, d'enflures œdemateuſes des jambes, des puſtules livides, et dans quelques-uns, de jointures roides, avec des maux de poitrine. Dans tous ces cas je me ſuis ſervi du moût de biere avec le plus grand ſuccès. J'en donnois une pinte le matin et le ſoir aux malades, ce qui leur procuroit ordinairement deux ou trois ſelles en vingt-quatre heures et augmentoit

mentoit auſſi la décharge d'urine ; et quoique j'aie employé en même temps d'autres remédes, tels que des infuſions améres avec de l'elixir de vitriol, je ne laiſſe pourtant pas d'attribuer leur parfaite guériſon à l'uſage du moût.

« Il a auſſi produit viſiblement les meilleurs effets dans pluſieurs épreuves que j'en ai faites, ſur quelques-uns de l'équipage affligés d'ulcéres opiniâtres, qui jettoient un pus aqueux et puant ; comme il en épaiſſiſſoit et adouciſſoit toujours la décharge, il cauſoit par là une cure admirable.

« Le moût de biere a auſſi reuſſi à prévenir ce mal, dans pluſieurs autres épreuves que j'en ai faites, où un viſage pâle et bouffi, une inaction et une laſſitude avec péſanteur des extrémités inferieures donnoient tout lieu de craindre que l'indiſpoſition ne commençât ; c'eſt-pourquoi je ſuis porté à croire qu'il ne préviendra pas ſeulement cette maladie en mer, mais que dans pluſieurs cas, (par ce que j'ai éprouvé de ſes effets dans le premier étage de cette maladie, et que j'ai depeints ci deſſus) il effectuera une cure complète, à

moins

moins qu'elle ne ſoit profondément enracinée dans la conſtitution, et je ſuis perſuadé qu'alors il l'empechera d'en venir à aucun point conſidérable. Il faut que je remarque, en même temps, que l'Eſſence paroît à préſent auſſi bonne, et de la même conſiſtence que quand nous la reçumes à bord.

Je ſuis, &c.

J. SPRUNT."

A M. Herbert Sawyer, Ecuyer.

[Copie authentique, J. Watts.]

En conſéquence de ces témoignages, et de pluſieurs autres ſemblables, les Seigneurs Commiſſaires de l'Amirauté ordonnérent qu'on fournît de l'Eſſence de Malt non ſeulement aux vaiſſeaux employés au ſervice etranger, ou dans des parages où ils devoient reſter longtemps, mais à tous les vaiſſeaux de guerre, ſoit dans la manche, ſoit en quelqu' endroit que ce fût ſur les côtes, tandis qu'ils ſeroient en mer.

Les heureux effets de cet ordre ſur la ſanté des matelots Anglois ſe ſont fait voir d'une maniere remarquable dans les trois dernieres années de la guerre derniere, de ſorte que ſans

uſer

ufer d'aucune rigueur extraordinaire à faire les recrues, il s'eft trouvé plus d'hommes dans la Marine Royale, qu'on n'a jamais pu avoir dans aucune guerre précédente; quoique dans la derniere, la nation ait été privée des nombreux renforts de *matelots Américains*, qui, dans toutes les guerres précédentes, avoient tant augmenté notre puiffance navale. On ne peut rendre raifon de ce fait étonnant qu'en ce qu'il a regné parmi eux moins de maladies de mortalité.

Pour prouver les bons effets que l'Effence de Malt, à produits fur les matelots Anglois pendant la durée de cette guerre derniere, et que fa réputation n'eft point déchue, nous concluons par le court extrait qui fuit.— « Je fis ufage librement de l'Effence de Malt, l'année derniere en revenant du fecours de Gibraltar, pour quelques fcorbutiques et tous les bleffés. Je l'eftime hautement comme une partie utile de régime, et un reméde efficace et agreable aux matelots, mais il n'en faut pas reftreindre l'ufage. A notre retour, j'ecrivis à M. Hanway franchement et pleinement à ce fujet. Je fais que M. White dans le Goliah, l'employoit alors abondamment, et à ce que je crois, le fait encore. J'en connois

nois les bons effets en mer, par conſéquent, je déſirerois bien voir qu'on en fît un uſage général.

Je ſuis, &c.

JEAN FIDGE."

A bord du Carnatic, a Woolwich,
le 2 Mai, 1783.

Après tant de témoignages honorables et reſpectables de ſes vertus, de la part de ceux à qui on ne pourroit imputer d'autre intèrêt que celui de l'humanité commune, les proriétaires croiroient qu'il ſeroit ſuperflus d'ajouter aucune aſſurance comme venant d'eux mêmes; ils ne joindront donc ici que la copie ſuivante des inſtructions données par les honorables Commiſſaires pour avitailler la marine de ſa Majeſté.

INSTRUCTIONS

POUR FAIRE USAGE DE

L'ESSENCE DE MALT:

Publiées par Messrs. les Subdélégués pour avitailler la Marine de sa Majesté, en conséquence des Ordres des Seigneurs Commissaires de l'Amirauté; la susdite Essence devant être employée à la Discretion des Chirurgiens de sa Majesté, comme Antidote contre le Scorbut, et aussi comme Remède pour cette Maladie: ayant été éprouvée par les plus habiles Médecins et Chirurgiens qui en ont marqué leur Approbation et en ont fait les plus hauts éloges.

CASSEZ l'ESSENCE en petits morceaux, et versez dessus de l'eau bouillante, remuez-la jusqu'à ce que le tout soit dissous, et la buvez dès-qu'elle est faite.

Quand on n'a besoin que de quelques livres d'Essence, on pourra les couper dans le tonneau avec un ciseau.

Les petits tonneaux ſont les plus commodes, l'Eſſence étant ſujette à s'amollir ſur la ſurface quand elle eſt expoſée à l'air.

Quand on doit employer à la fois tout ce qu'il y a d'Eſſence dans un tonneau, on pourra la ſéparer de la futaille en un corps ſolide, en otant premierement le fond, et en relachant ſuffiſamment les cerceaux; on pourra enſuite la couper en piéces avec une coignée, et la mettre dans des futailles propres avec telle proportion d'eau que le chirurgien jugera à propos.

L'Eſſence ſans être fondue, eſt fort agreable comme pectoral; et on imaginera probablement d'autres methodes de la prendre qui ſeront également ſalutaires et agreables.

L'Eſſence s'eſt trouvée d'un grand uſage dans la cure du Scorbut de Mer, dans les Flux, &c. qui ſont particuliers aux matelots, et ſi elle eſt priſe par cette partie de l'équipage qui ſe porte bien, ce ſera un antiſcorbutique excellent, et deviendra un puiſſant antidote contre des maladies ſi funeſtes aux marins.

Dans

Dans tous les cas où l'on donne le Moût de Biere, ſoit comme médecine, ſoit comme remède palliatif, c'eſt au jugement et à la diſcretion du chirurgien de l'ordonner, comme auſſi d'en preſcrire la quantité et la force, et ſi l'on doit le prendre froid ou chaud.

Le ſucre rend le Moût plus agreable au goût ; et doit être employé ſuivant le jugement du chirurgien ; le ſucre brut, ou la Caſſonade griſe eſt la meilleure.

Proportions de MALT ordonnées.

Rang.	Pour Six Mois, en Service Etranger.					Pour Quatre Mois dans la Manche.			
	Hommes.	Ton.	Quin.	Quart.	Livres	T.	Quin.	Quar.	Liv.
1er	850	3	9	3	8	1	12	0	14
2d	750	3	1	2	12	1	8	1	11
3ème	600	2	9	1	4	1	2	2	20
4ème	350	1	8	3	0	0	13	0	26
5ème	300	1	4	2	16	0	11	1	10
6ème	200	0	16	1	20	0	7	2	7
Chaloupes	100	0	8	0	24	0	3	3	4

A quoi

A quoi l'on peut ajouter,

Qu'une livre de l'Essence de Malt, dissoute dans quatre quartes d'eau chaude fait de fort bon moût, égal à celui de petite aile : * une pinte duquel prise tous les matins, prévient les funestes effets d'un tempérament constipé, et on peut l'employer avantageusement dans plusieurs autres maladies outre le scorbut. Mais dès qu'il paroît des symptomes scorbutiques, il faut en augmenter la quantité jusqu'à deux ou trois pintes par jour, ou même davantage, suivant l'état du malade, et l'éxigence du cas.

* Biere Angloise faite sans houblon.

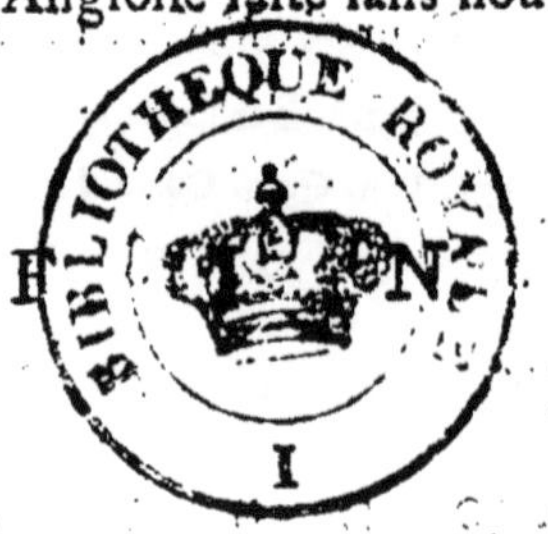

ERRATA.

Page 13, Ligne 12, peu *lisez* peau.
Page 18, Ligne 4, Otaheite *lisez* Otahiti.
Page 21, Ligne 23, retâche, *lisez* relâche.

20

Obſervations o

By J. E L

BY EXPERIMENTS made agreeable t
by Dr. HIGGINS, it appears that after Spruc
yielding much more fixable air than can be
the atmoſphere, and that the retention of thi
of this liquor, and effectually prevents it fron
beſt Spruce Beer duly preſerved in bottles ſt
the fixable air, yields ſpontaneouſly when t
fluid, of which $\frac{1}{36}$ is phlogiſticated air, the r
cauſe the intumeſcence and frothing which al
Beer is quickly uncorked. After this quan
ingſton, and *Earl of Mansfield.* A ſingula
he *Duke of Kingſton:* a man taken on boar
was cured by drinking plentifully of Spruce
conſtant beverage, and were entirely free fr
ſurgeon of the *Earl of Mansfield*, ſays, th
remarkable; out of upwards of ſeventy men
one fell a victim to this diſeaſe, and he had
weeks ſtanding.

THIS BEER with the ESSENCE, an
now in uſe may be had in

At ELLISON's WAREH
Pall-Mall; and near *Red*

Obſervations on Spruce Beer

By J. E L L I S O N.

BY EXPERIMENTS made agreeable to the inſtructions with which I was favoured by Dr. HIGGINS, it appears that after Spruce Beer is duly fermented, it is ſtill capable of yielding much more fixable air than can be retained by it under the ordinary preſſure of the atmoſphere, and that the retention of this matter is neceſſary towards the perfection of this liquor, and effectually prevents it from becoming ſour or vapid. A gallon of the beſt Spruce Beer duly preſerved in bottles ſtrong enough to reſiſt the expanſive force of the fixable air, yields ſpontaneouſly when the veſſel is uncorked, two gallons of elaſtic fluid, of which $\frac{1}{36}$ is phlogiſticated air, the remainder fixable air; which in their eſcape cauſe the intumeſcence and frothing which always appear when a bottle of good Spruce Beer is quickly uncorked. After this quantity eſcapes, the liquor is ſtill briſk to the taſte, and contains ſix quarts of fixable air. From the experiments of Dr. BLACK, Sir JOHN PRINGLE, Dr. MACBRIDE, Dr. PRIESTLY, Dr. HIGGINS, Dr. PERCIVAL and others, it appears that fixable air is a powerful and a neceſſary part of the fluids and ſolids in ſound bodies; and all Practitioners agree in aſcribing to it the moſt ſalutary effects in divers diſeaſes. As the Spruce Beer contains ſo great a quantity of this active ſpirit, and has been found highly efficacious in ſcorbutic habits, in putreſcent diſeaſes, and thoſe ariſing from ſlow digeſtion and depravation of the digeſtive juices, it may fairly be inferred that the Spruce Beer is moſt ſalutary, which is made to retain the greateſt quantity of fixable air, and in which the Balſamic and invigorating qualities of the Extract of American Spruce are moſt effectually retained. Therefore Mr. ELLISON is particularly attentive to theſe objects in the preparation and management of his Spruce Beer; and he begs leave to adviſe thoſe who purchaſe of him to keep the bottles lying on their ſides or with the corks downwards, for otherwiſe the medicinal ſpirit and eſſence will eſcape through the corks: and when only a part of a bottle is uſed, the remainder may be kept for many days unimpaired, provided the bottle be immediately corked without ſhaking it, and kept with the cork downwards. The only inconvenience attending this œconomical meaſure, is, that the ſediment mixes with the beer and makes it turbid; but as the Beer is always clear before it is bottled, the quantity of ſediment is inconſiderable and perfectly innocent.

THE advantage of drinking Spruce Beer may be ſeen in Dr. *Macbride's* Experimental Eſſays on Medical and Philoſophical Subjects, publiſhed in 1767; and in Captain *Cooke's* voyage, publiſhed by Mr. *Ellis*. When Captain *Cooke* was at *New Zealand*, in *February* 7, 1777, the ſhip's company was ſo benefitted by drinking this liquor, that he took as much of it to Sea as he could: it was found equally ſalutary on board the *Rainbow* and *Warwick* Men of War. Teſtimonials in its favour were received by the patentee, from the officers of the following Indiamen: the *Talbot*, *Hampſhire*, *Ceres*, *Egmont*, *Duke of Kingſton*, and *Earl of Mansfield*. A ſingular caſe is related by Mr. *Evans*, ſurgeon of the *Duke of Kingſton*: a man taken on board in *India*, almoſt emaciated with the ſcurvy, was cured by drinking plentifully of Spruce Beer. The reſt of the crew made it their conſtant beverage, and were entirely free from all ſcorbutic complaints. Mr. *Hutton*, ſurgeon of the *Earl of Mansfield*, ſays, the antiſcorbutic powers of Spruce Beer are remarkable; out of upwards of ſeventy men who were afflicted with the ſcurvy, only one fell a victim to this diſeaſe, and he had been previouſly weakened by a flux of ſome weeks ſtanding.

THIS BEER with the ESSENCE, and alſo all the MINERAL WATERS now in uſe may be had in the greateſt Perfection

At ELLISON's WAREHOUSES, in *St. Alban's Street*, *Pall-Mall*; and near *Red Lion Street*, *Whitechapel*.

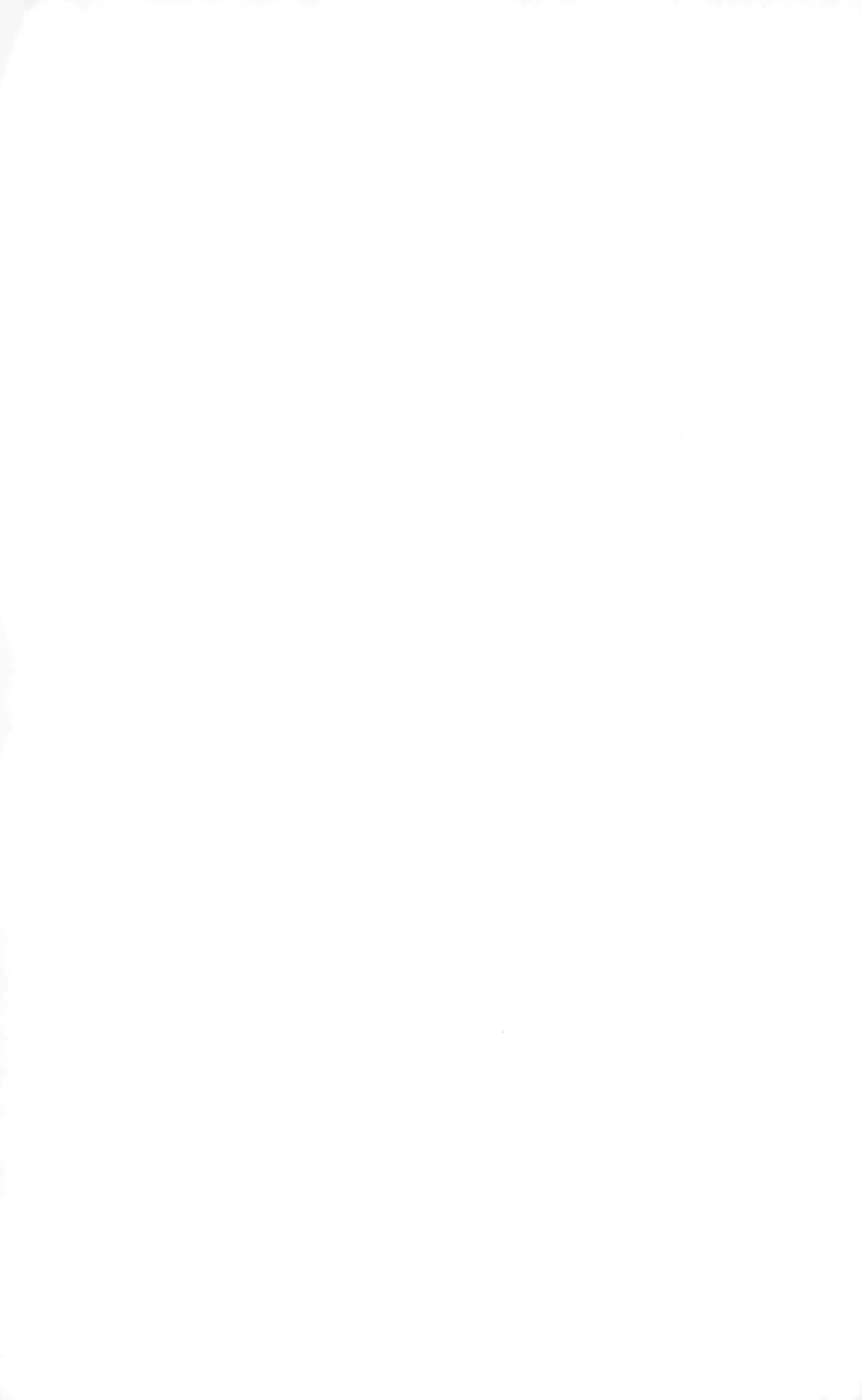

www.ingramcontent.com/pod-product-compliance
Ingram Content Group UK Ltd.
Pitfield, Milton Keynes, MK11 3LW, UK
UKHW021034180726
13838UKWH00004B/1793